GUÉRISON

PROMPTE ET RADICALE

DES

FLEURS BLANCHES

PAR LA NOUVELLE MÉTHODE

DE

L'INJECTION VILLARET,

Par M. Hippolyte de Villaret,

DOCTEUR MÉDECIN, Ancien Chirurgien Major, Grand'Croix et Chevalier de plusieurs Ordres, V. Président de l'Institut d'Afrique, Membre de l'Académie de l'Industrie Française, de la Statistique Universelle, de la Société Médicale d'Émulation de Barcelone, de la Société Économique des Amis des États de Guatimala, etc., etc.

Auteur de différents Traités sur les Maladies

GÉNITO-URINAIRES,

Tel que ; 1o Sur les Ulcères de la Matrice ; 2o Sur la Cure, en peu de jours, des Gonorrhées Récentes et Anciennes ; 3o Sur les Rétentions d'Urine ; 4o Sur les Rétrécissements du Canal de l'Urèthre ; 5u Sur les Ulcères de cet Organe ; 6o Sur l'Incontinence d'Urine ; 7o Sur la prompte guérison des Ulcères en Général ; 8o Sur la Stérilité. Ce qui la produit, avec les moyens de la combattre et de la guérir, afin de devenir mère ; 9o Sur la Fécondation ; 10o Sur l'Épuisement des deux Sexes, causé par les pollutions nocturnes volontaires ou involontaires; 11o Sur l'Hématurie ou Urinement de Sang ; etc.

Ille solus morbos curavit, qui eorum Causas cognovit ; noscere enim causam morborum est arcanum. (Haller)

A Paris et à Toulouse, chez tous les Libriresa.

T101e
46

Te 101
46

FLEURS BLANCHES.

GUÉRISON

PROMPTE ET RADICALE

DES

FLEURS BLANCHES

PAR LA NOUVELLE MÉTHODE

DE

L'INJECTION VILLARET,

Par M. Hippolyte de Villaret,

DOCTEUR MÉDECIN, Ancien Chirurgien Major, Grand'Croix et Chevalier de plusieurs Ordres, V. Président de l'Institut d'Afrique, Membre de l'Académie de l'Industrie Française, de la Statistique Universelle, de la Société Médicale d'Emulation de Barcelone, de la Société Economique des Amis des États de Guatimala, etc., etc.

Auteur de différents Traités sur les Maladies

GÉNITO-URINAIRE,

Tels que ; 1º Sur les Ulcères de la Matrice ; 2º Sur la Cure, en peu de jours, des Gonorrhées Récentes et Anciennes ; 3º Sur les Rétentions d'Urine ; 4º Sur les Rétrécissements du Canal de l'Urèthre ; 5º Sur les Ulcères de cet Organe ; 6º Sur l'Incontinence d'Urine ; 7º Sur la prompte guérison des Ulcères en Général ; 8º Sur la Stérilité. Ce qui la produit, avec les moyens de la combattre et de la guérir, afin de devenir mère ; 9º Sur la Fécondation ; 10º Sur l'Epuisement des deux Sexes, causé par les pollutions nocturnes volontaires ou involontaires; 11º Sur l'Hématurie ou Pissement de Sang ; etc.

Isle solus morbos curavit, qui eorum
Causas cognovit ; noscere enim causam
morborum est areanum. (Haller)

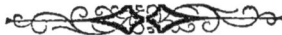

A Paris et à Toulouse, chez tous les Libraires.

1845

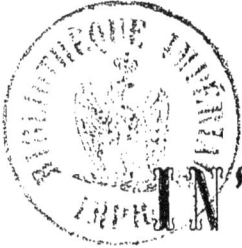

INTRODUCTION

QUE L'ON DOIT LIRE

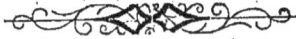

———※———

De toutes les maladies qui affligent les personnes du sexe, les fleurs blanches et les Ulcères de la matrice sont sans contredit les plus répandues et les plus à redouter.

Non seulement les fleurs blanches entrainent la perte des forces, du coloris, de l'embonpoint, font perdre aux yeux qu'elles rendent livides, plombés, leur expression et leur feu; mais encore elles entrainent après elles des désordres multipliés et variés des poumons, de l'estomac, de la tête, de l'utérus : tels que migraines, céphalalgies opiniâtres, oppressions, respiration gênée, toux, brisements vagues aux diverses parties du corps; absence d'appétit, difficulté des digestions, coliques, constipations, diminutions, et

même la perte totale de règles ; douleurs aux lombes et aux
reins. A ce cortège de symptômes viennent toujours s'ajouter lorsque la maladie se prolonge sans qu'on cherche à l'arrêter, l'ulcère, le squirhe, le cancer de la matrice ; et toute
la dégénération de cet organe. Les femmes deviennent presque toujours stériles , ou si pendant l'existence de leurs
fleurs blanches elles viennent à concevoir , leurs enfants
sont rachitiques , scrophuleux , chétifs , et portent l'em-
preinte d'une détérioration sûre et prématurée. Enfin , les
femmes qui sont atteintes de fleurs blanches et qui ne se
guérissent point , sont usées de bonne heure , vieilles avant
le temps, et les affections de matrice qui les affligent et les
rendent stériles n'ont point d'autre origine. Une assertion
fausse et mensongère, et que l'on aura peine à croire , est
celle soutenue par des médecins de Séville , réputés membres de l'académie de cette ville , mais qui n'en sont pas
moins des ignorans complets ; elle consiste à donner le con-
seil aux femmes qui ont des fleurs blanches de vivre avec
elles, alléguant que leur disparition , leur devenait funeste,
prétendant que leur présence contribue d'une manière in-
dispensable à leur parfaite santé.

Aussi que résulte-t-il des pernicieux conseils de cette
tourbe ignorante et vaine? L'une se plaint de douleurs
lancinantes dans tous les membres, dans la poitrine,
dans l'abdomen , et dans les autres parties de l'économie ; l'autre se plaint amèrement d'une extrême débilité,
et toutes enfin ressentent plus ou moins les symptômes
reproduits plus haut. C'est donc avec fondement que
ceux qui les connaissent, admettent hardiment que ces mé-

dicastres orgueilleux ne sont pas au fait de la science mo-
derne, et que la médecine, comme les arts et les autres
sciences, au lieu d'être en progrès à Séville, s'y montrent
comme chez les nations les plus rétrogrades, au dernier
degré de l'échelle de la civilisation. Cependant comme il
n'est point de règle sans exception, nous devons signaler à
Barcelone, le docteur Thomas Soller, et à Cordoue,
les docteurs Antonio de Luna, Raphaël Céballos et José
Barbudo, tous les quatre d'un mérite distingué, et dignes
de prendre rang parmi les plus savans professeurs.

C'est pour remédier à tant de maux innombrables, que
j'ai porté toute ma sollicitude, depuis les nombreuses années que je me livre à l'art de guérir, sur divers points du
globe.

Les faits nombreux que j'ai étudiés, les observations
que j'ai recueillies avec le plus grand soin, les discussions
franches que j'ai eues avec des confrères aussi expérimen-
tés que savans, me donnent la conviction que j'y suis
parvenu par mon injection *Villaret*, dont je gradue la
puissance suivant le degré de la maladie et la constitution
du sujet.

Ainsi dès ce moment, les dames les plus délicates et
les plus pudiques peuvent, dans le plus grand secret,
sans aucun accessoire gênant, sans remèdes répugnants,
tisanes, etc., et par la seule injection *Villaret*, dont-elles
font usage à l'heure qui leur convient, dans tous les pays,
et les endroits qui leur sont les plus commodes, parvenir
d'une manière aussi prompte qu'infaillible à arrêter leurs
fleurs blanches, récentes et les plus invétérées ; faire cica-

triser radicalement toute espèce d'ulcère de matrice, rap-
peler leurs règles supprimées, et guérir toute lésion qui peut
produire la stérilité, en un mot, recouvrer tous les attributs
de la santé la plus parfaite. Avant d'en citer quelques
exemples, je vais préalablement entrer dans quelques dé-
tails nouveaux au sujet de leur étude, jusqu'à ce jour
trop négligée.

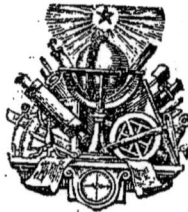

DES FLEURS BLANCHES.

ou

LEUCORRHÉES.

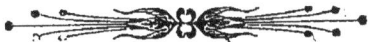

Dans les divers auteurs, l'affection qui va nous occuper se trouve tantôt décrite et désignée sous le nom de leucorrhée, de fleurs blanches, expression que nous lui consacrons, pour n'ôtre compte, indifféremment, tantôt sous celui de catarrhe utérin, de vaginité, de perte utérine blanche.

Quelle que soit celle des dénominations que l'on adopte, toujours est-il pour les praticiens que cette maladie consiste dans un écoulement plus ou moins abondant, liquide ou épais d'une matière séreuse, muqueuse, blanchâtre, puriforme, jaunâtre ou verdâtre, à odeur nauséabonde, fétide, sui géneris, qui chez quelques femmes peut survenir avant ou après l'écoulement menstruel, les premiers jours de la grossesse, et enfin qui peut être passagère, de courte durée, ou continuée, s'éteignant difficilement.

En général peu incommode, lorsqu'elle paraît en petite quantité et passagère, elle commence à inquiéter lors-

qu'elle dépasse certaines bornes, et qu'elle s'établit continue.

Presque toutes les affections de la matrice et de ses an-
nexes sont accompagnées d'un écoulement par la vulve
d'une matière muqueuse, puriforme, dont l'abondance est
en rapport avec la constitution du sujet, l'excitation, la
susceptibilité de la muqueuse vaginale et enfin la gravité
de la nature de la lésion qui la produit. C'est ainsi, que
le cancer ulcéré ou non, les squirrhes, les engorgemens,
les tumeurs de toute espèce de la matrice, les suppura-
tions des ovaires, des trompes donnent fréquemment lieu
à une perte blanche, mais qui, à raison des lésions aux
quelles elle se rattache, ne doit pas nous occuper ici.

Nous ne traiterons pas non plus de tous les écoulemens
produits par des ulcérations, communément superfi-
cielles plus ou moins étendues qui ont pour siège le museau de tanche, qu'accompagne toujours un état phlogisti-
que aigu, récent ou plus ou moins ancien soit du vagin,
du canal de l'urèthre, mais qui reconnaît essentiellement
pour cause l'infection syphilitique que nous avons étu-
diée ailleurs (1). Dans cet écrit il ne sera simplement ques-
tion que de la leucorrhée, dont le point de départ consiste dans une excitation simple, sans spécialité, en un
mot, dans l'habitude, le relâchement de la muqueuse du
vagin.

Pour nous les fleurs blanches, ce que l'on peut suivant le
vieux langage de l'école appeler catarrhe utérin, leucorrhée essentielle, reconnaissent pour point de départ un cer-

---

(1) Voir notre traité des Ecoulements Vénériens, tom. 1, p. 13.

tain degré d'irritation sécrétoire de sub inflammation, presque toujours chronique de toute là surface de la matrice, notamment de son col, et d'après quelques auteurs, peut-être seulement des follicules muqueux, qui la parsèment en abondance, et que l'anatomie démontre en plus grand nombre, et plus forte étendue dans le vagin.

Il est aisé de se convaincre que nous assignons comme caractère propre à l'irritation qui produit les fleurs blanches, la chronicité, l'absence de symptômes phlogistiques dessinés. L'état pathologique qui les provoque, en effet, est toujours plus ou moins chronique à des degrés différens. Aussi, afin que dans la pratique on puisse plus facilement saisir les nuances opposées qu'elles présentent et qui émanent de leurs degrés différents, je donne aux fleurs blanches deux formes principales.

Dans la première forme je comprendrai les fleurs blanches dont l'irritation productrice est subaiguë, sthénique ou active (forme quelquefois du début de toutes les fleurs blanches et la moins commune).

Dans la seconde, je ferai entrer les fleurs blanches, dont l'irritation de laquelle elles émanent, est toujours chronique, asthénique ou passive, et qui donne lieu à celles qui sont les plus répandues.

La première forme de la maladie est toujours subaiguë, sthénique, et offre incontestablement des symptômes inflammatoires. Il n'est même pas rare chez les personnes sanguines, jeunes et excitables, qu'elle suscite un léger mouvement fébrile de réaction. Les femmes qui l'éprouvent ressentent un sentiment de poids, de douleur, de tension à l'hypogastre et à la région sacrée, qui peut se propager jusqu'aux lombes et aux aines. Elles éprouvent de la chaleur, du prurit au vagin, à la vulve. Si à ces divers accidens s'ajoutent la soif, la fièvre, l'anxiété, la maladie se rapproche alors de l'état aigu le plus parfait, et présente le plus haut point qu'elle puisse atteindre. Dans ce cas les malades urinent avec peine et cuisson. Les organes de la génération sont rouges, gonflés et sensibles au toucher. L'intérieur est extrêmement sensible ; le museau de tanche est en outre plus humide. Examiné au spéculum, on le voit rouge, boursoufflé, offrant quelques errosions, et tapissé par des plaques muqueuses.

A ces symptômes, on ne peut s'empêcher de connaître l'indice d'une surexcitation morbide, d'un surcroit de phénomènes physiologiques, qui se rattachent toujours au début de la maladie, à sa période subaiguë.

Bientôt après se montre l'écoulement. D'abord séreux, il est légérement sanguinolent, s'il succède à la méthrorragie, aux menstrues. Plus tard il est jaune ou verdâtre. Tantôt glaireux, puriforme, fluide ou épais, il adhère et salit plus ou moins le linge en se desséchant ; et laisse sur lui des taches d'un jaune verdâtre, ayant la roideur de l'empois. Enfin lorsque l'état aigu et inflammatoire semble avoir complètement disparu, ce qui arrive d'ordinaire, après une période de 35 jours, plus ou moins, il devient lactésant ou glaireux, présentant une certaine transparence. Toutefois, il faut bien se garder de croire que ce passage de l'état aigu à l'état inflammatoire, ne s'effectue pas plutôt chez certains sujets. Chez les lymphatiques par exemple, dont la sensibilité de la muqueuse génitale est peu prononcée, la transition à la période chronique est plus prompte. Néan-

moins, nous avons observé dans ce cas, de fréquentes réci-
dives et des retours assez réitérés ; vu l'acuité, il est difficile alors pour le praticien inexpérimenté de savoir à quel
degré on a affaire, on est alors réduit à l'appréciation des
causes et des effets, des moyens employés dont-il convient
de faire quelquefois l'essai, jusqu'à ce que l'on ait rencon-
tré celui dont le résultat donne le plus d'avantage aux
malades.

Toutes les fleurs blanches qui arrivent pendant les premiers jours de la gestation, ou qui alternent avec les
menstrues sont ordinairement actives, asthéniques au moins
pendant les premiers jours qui précèdent, en suivant les
menstrues. Dans la même catégorie je range toutes celles
qui succèdent à l'abus du coït, à la fatigue, aux excès
de table, toutes celles en un mot que l'on peut avec raison rattacher à une excitation générale. C'est ainsi que les
nuits passées aux bals, l'usage immodéré du café, même
avec du lait, des aliments épicés, âcres, échauffans, les
provoquent toutes. On doit encore considérer comme actives les leucorrhées qui apparaissent à l'occasion d'un
mouvement fébrile général chez les jeunes personnes sanguines, excitables ; celle qui cause la première dentition
chez les enfants. Avec MM. Faure et Dias, nous en avons
constaté de la même nature encore chez les enfants nou-
veau-nés.

Chez ces derniers sujets il n'est pas rare de voir, sans
que l'infection vénérienne se determine, un liquide épais,
blanc ou jaunâtre sortir de la vulve peu de jours après la
naissance, quelquefois même immédiatement après. Cet
écoulement fort commun à l'hôpital des enfants trouvés à

Paris, se dissipe spontanément sous l'influence des soins de propreté seulement, dans huit à dix jours. Si la couleur en est verdâtre ou d'un jaune foncé et sa durée opiniâtre, on peut en suspecter le caractère et la nature, alors surtout que l'enfant présente aussi des taches livides, cuivrées près des parties et orifice sexuel.

Le virus syphilitique doit être regardé, comme le déterminant incontestablement. On note de semblables écoulements chez les enfants dont la figure et la tête porte ou a offert des pustules laiteuses.

Chez tous les sujets dont le vice vénérien n'est pas suspecté entacher la constitution et provoquer l'écoulement, les soins hygièniques seuls suffisent, et dans peu parviennent à le réprimer ; ainsi régime approprié, lotions, bains simples chez les adultes et même ceux de mer. Cependant il n'en est pas toujours ainsi, et on se voit obligé d'invoquer à son aide pour les réduire divers agens médicamenteux, parmi lesquels mon injection graduée suivant l'âge, le tempérament et l'acuité du mal compte le plus de succès. Bien entendu que si besoin est, et s'il y a indication, je la fais précéder suivant l'occurrence, soit des antiphlogistiques soit des émolliens en boisson, en bains quelques jours après l'usage de ces modificateurs et avec la précaution d'entretenir les fonctions de la peau par des frictions sèches, la flanelle, mon injection donne toujours une guérison assurée et prompte.

Sans chercher ici par amour-propre à la faire prévaloir, je dirai que, si quelques praticiens qui ont peu l'habitude des moyens que je conseille, la taxent au hazard de stimulant sans en connaître la composition, je leur répondrai que quelque soit la nature du remède, il est néanmoins un des plus utiles, pratiqué avec précaution et un liquide convenable, point essentiel , et en outre elle doit venir à propos, autre point essentiel , pour qu'elle réussisse.

Qui peut contester l'avantage chez les femmes des douches exécutées au moyen d'un tuyeau porté dans le vagin, et qui y entretient pendant quelque temps un courant continu ? Qui ne connaît l'efficacité des injections, pendant que l'on est plongé soit dans un bain de siège, soit dans un bain général. La méthode de l'injection dans la maladie qui nous occupe, n'est-elle pas celle qui réussit le mieux entre les mains du savant professeur Lisfranc , et de tous les médecins qui , comme nous, ont l'habitude des maladies des femmes ?

Pour nous qui nous sommes livré à son étude spéciale et en avons étudié en France et dans les Amériques , et chez tous les sujets l'effet et le mode d'action , nous avançons d'après notre grande habitude et expérience, que sans elle on ne doit espérer et obtenir de sure et constante guérison. Les faits ; des milliers de malades que nous avons vus nous le font annoncer comme certain. et nous ne craignons pas de le proposer comme la seule manière de guérison.

Ce n'est pas que la recherche du liquide le plus efficace et le plus sûr ne nous ait coûté bien des peines ; mais enfin nos efforts ont été couronnés de succès. Si cette méthode est la plus convenable dans les fleurs blanches dont nous avons étudié le caractère , elle est sans exagération la seule qui puisse ne pas échouer dans celle dont la nature et l'essence leur sont opposées.

Dans ces fleurs blanches, à forme chronique, la p̤ṳṳ
inquiétante pour les malades est la plus généralement re-
pandue.

Dans celles-ci nous ne trouvons plus trace d'inflammation ; elles peuvent être regardées comme un flux franche-
ment asthénique et passif ; véritable fleurs blanches, elles
succèdent communément aux suivantes, mais dans quelques
cas, dans certains pays ou certaines localités elles peuvent
débuter d'emblée, rares, chez les jeunes sujets, les femmes sanguines et brunes à fibres sèches et peu chargées de
lymphe, elles se montrent chez les personnes lymphatiques, nubiles, les chlorotiques, les femmes mal réglées,
elles peuvent encore atteindre les personnes dont les organes génitaux ont été fatigués par l'excès du coït, des cou-
ches fréquentes, malheureuses ; l'âge, la misère, les provoque aussi.

Dans ces écoulemens nous n'observerons pas de traces
d'irritation ; souvent dans le principe ils se réduisent à une
simple incommodité, que des soins de propreté d'hygiène
pourraient faire desuite disparaître ou du moins empêcher de
s'aggraver. D'autrefois, il est vrai, il n'en est pas ainsi lorsque, par exemple, le relâchement du vagin, de la matrice
ou l'errosion, l'ulcère de celle-ci les produit. Dans ce dernier cas il arrive par fois que l'écoulement est si âcre, si
corrosif, qu'il excorie l'extérieur des organes génitaux,
les cuisses des malades, et entraîne par son abondance l'épuisement, la phthisie du sujet.

Avec cet écoulement, on voit apparaître la pâleur, la
bouffissure, la lividité de la face, les yeux ternes, perdent
leur brillant et leur feu. Les lombes, les reins sont tiraillés,

douloureux; il y a des oppressions, de la toux, des migraines, de la constipation, des coliques, difficulté dans l'arrivée des règles, si elles n'ont disparu en partie ou en totalité. Enfin à ces symptômes peuvent s'ajouter tous ceux qui dessinent les autres maladies en général, que ces fleurs blanches entraînent d'ordinaire, si on les néglige ou traite mal. Les femmes avec elles, et sans être elles mêmes infectées, peuvent très bien donner aux hommes qui cohabitent avec elles une uréthrite.

Si elles sont peu intenses et âcres, l'écoulement est seulement glaireux, peu abondant, n'inquiétant pas d'abord les madades, et fixant peu l'attention du médecin. Mais négligées, l'écoulement est alors épais, abondant, jaunâtre ou vert. Chez quelque femmes, il est lactesant et a pu en imposer à ce point à des humoristes, qui l'ont pris pour du lait qui aurait pris la direction des organes génito-urinaires. Si dans la forme opposée à ces fleurs blanches, il y a inexpérience à recourir au plutôt et sans accessoires aux toniques, au astringens, il y aurait dans celle-ci impéritie impardonnable, si le plus-tôt et quelquefois, sans autre, on n'en venait à ces secours, et principalement à mon injection, qui pour ce cas porte le numéro 1.

Peut-être on ne manquera pas de m'objecter que ma méthode de l'*Injection Villaret*, guérit trop promptement la maladie qui nous occupe, par la promptitude même du succès, exposer au danger de la répercution. Avant d'aller plus loin, je répondrai que l'on prend quelquefois pour ce mode d'action, ceux d'une irritation, d'une récrudessence provenant, ou de ce que l'injection, comme au reste tout autre moyen, a été appliquée à contre-temps ou sans

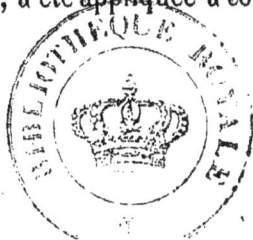

mesure, ou ce qui n'est pas non plus rare encore, que l'on a pris pour la forme chronique, la forme du début qui n'était que simplement aiguë.

Toutefois je dois prévenir, pour éviter tout reproche, que lorsque je supprime par mon *Injection Villaret*, un écoulement abondant et qui dure depuis longues années, j'ai toujours l'attention, pour procéder sans dangers, de prendre certaines précautions et quelques mesures. C'est ainsi qu'alors je mets en usage, les cautères, les vêtements de laines sur la peau, que je prescris un régime laxatif.

Mais je le répète, je m'empresse dans tous les cas, de détruire le plus vite possible, par mon injection toute espèce de fleurs blanches, dont la préexistence entraîne d'habitude tant de dérangements et tant de maux pour les personnes du sexe.

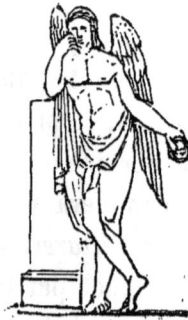

FLEURS BLANCHES

PREMIÈRE ESPÈCE.

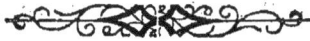

Mademoiselle F...... jeune brune, de l'âge de 18 ans, bien constituée, ayant été toujours régulièrement réglée, éprouva dans le courant de mars 1844, quelques malaises vers la poitrine, un peu de toux, de la céphalalgie. A ces légers accidents qui ne l'inquiétèrent guère, succéda bientôt un peu de tension vers le bas-ventre, la constipation, une cuisson en urinant, un peu de fièvre le soir et enfin un écoulement glaireux par la vulve. Le médecin ordinaire de la malade consulté, ordonna des lavements émolliens, des bains de siège, une tisanne adoucissante. Ces moyens ayant échoué, nous vimes la malade en Sept.bre. de la même année, mais alors la jeune personne était défaite et présentait tous les symptômes de la phthisie pulmonaire.

A une petite saignée révulsive du bras, un régime convenable, l'habitation à la campagne, nous ajoutons notre injection, n° 2, la quatrième était à peine pratiquée, que déja la malade éprouvait ce bien-être que douze injections de même forme firent rétablir sans travers.

Madame la comtesse de V. nerveuse, sanguine, d'une sensibilité très exquise, fut prise de fleurs blanches très abondantes après quelques excès dans l'usage des excitans, et de constantes contrariétés. Dès douleurs assez persévérantes et aigues se faisant sentir à l'utérus, les fleurs blanches devenant verdâtres, fétides et excoriant les grandes lèvres, elle se crut atteinte d'un ulcère à la matrice et adjoignit alors à son médecin ordinaire, le premier praticien de Madrid. Le traitement prescrit à Mme la comtesse ayant complètement échoué, et son état empirant de jour en jour, elle me fût adressée après six mois de souffrance, et dans un état d'épuisement et de désespoir effrayant.

Examinée avec mon spéculum, que j'ai perfectionné de manière à être employé sans que son usage incommode en aucune manière, comme le faisaient ceux d'autrefois, je trouvai le museau de tanche turgescent, très excorié, très sensible, le vagin sub enflammé.

Je la mis immédiatement à l'usage de mon injection n° 2; plus tard elle employa, et sans autre, l'injection n° 1, au bout d'un mois Mme la comtesse put rentrer dans la société dont elle se croyait à jamais bannie. Elle a eu depuis une rechute que l'injection n° 2, dompta le 5me jour, et qui depuis n'a plus reparu.

Madame F. demeurant à Séville, était atteinte de fleurs blanches depuis plusieurs années, à ce point que sa santé générale était totalement détruite. Absence d'appétit, douleurs atroces de tous les membres, insomnie. Tour à tour, les médecins de Séville avaient été appelés à lui donner des soins; mais faute de connaissance dans ces sortes de maladies, tous avaient complètement échoué dans les divers traitemens qu'ils avaient conseillé de mettre en usage. Enfin, en dernier lieu, une consultation avait même décidé que depuis le temps que Madame F. portait sa maladie, elle était devenue en quelque sorte un besoin pour elle, et que si on venait à l'arrêter, il pourrait sans contredit arriver à la suite des dangers bien plus grands que ceux qu'elle accusait.

Partant de ce principe erroné, la santé de Madame F. allait journellement en dépérissant de plus en plus. L'écoulement étant devenu fétide et très abondant, elle pouvait avec peine se livrer à la marche, en un mot le marasme et la consomption s'étaient emparés d'elle, lorsque nous arrivames sur les lieux. Appelé à lui donner nos soins, immédiatement après avoir reconnu à quel genre de fleurs blanches nous avions à faire, nous la soumimes de suite à l'usage de notre injection numéro 1, et dans très peu de temps, contre l'attente générale et à la satisfaction de la famille de Madame F. elle fut parfaitement rétablie.

Cette observation est remarquable, sous plusieurs rappors ; et d'abord les soins infructueux qu'elle avait reçus démontraient la gravité et la ténacité du mal ; ensuite, elle va servir à prouver que pour si intense et de longue durée que soit une affection, on peut la déraciner et la vaincre, tout aussi aisément, que la plus aigue et la plus légère, si on l'attaque par les moyens appropriés et rationnels qui seuls peuvent lui convenir. Sans doute il est un principe, avéré par l'art et la saine pratique qui veut que l'on respecte certaines maladies comme certaines sécrétions anormales qui peuvent contribuer par leur existence à l'entretien de la santé, en servant d'exutoire ou diverticulum par où l'économie se dépure et se débarrasse. Mais si n'importe quelle sécrétion ou maladie , au lieu d'entretenir le bien être et la santé de l'individu , l'affaiblit et le détériore, il est essentiel dans ce cas de chercher à en débarrasser les malades, cela le plus tôt possible et par les moyens les plus prompts. Ainsi on conçoit facilement que l'homme, à constitution apoplectique, que travaillent des hémorrhoïdes qui fluent et qui donnent lieu à une perte sanguine déplétive, et qui dégagent le cerveau, doive consentir à vivre avec un ennemi qui le préserve d'un bien plus redoutable et sans lequel l'encéphal subirait la congestion, sauf l'hémorragie, que la nature porte ailleurs; mais si un hémorrhoïdaire, était continuellement en proie à des évacuations sanguines qui tendraient à altérer la santé et à la compromettre, et qu'il ne cherchât pas à s'en débarrasser, il serait un ignorant ou un insensé de ne pas vouloir s'en défaire. Dans le premier cas, l'homme de l'art aurait grand tort de chercher à guérir ces maladies, dans le second, s'il ne les guérit pas impunément, il le verrait par le temps succomber à une affection que la science lui disait de détruire, et que l'expérience lui a appris à ne pas respecter. Sans doute, lorsque l'économie a contracté l'habitude de cartaines évacuations dont le corps ne souffre en aucune façon, et qu'elles sont compatibles avec les fonctions des organes qui les contiennent dans un certain ensemble harmonique, il y aurait imprudence à les supprimer tout à coup et sans prendre des précautions; il pourraît alors advenir qu'en arrêtant l'évacuation d'habitude, un organe essentiel à la vie, vint au même instant à se prendre et à compromettre la vie du sujet. Dans ce cas on ne peut totalement détruire la maladie existante, qu'après avoir pris des précautions, celles par exemple de suppléer par des évacuations factices celle que l'on va tarir; il n'est aucun praticien ailleurs qu'à Séville, qui n'en soit entièrement convaincu.

Pour nous qui ne régardons jamais les fleurs blanches comme contribuant à l'entretien de la santé, puisque continuellement elles l'altèrent, nous en débarrassons nos malades sans aucun retard : non, que nous ne procédions pas pour y parvenir d'après certaines règles, que le tact et l'habitude ne donnent pas à tous. C'est partant de cette règle que nos malades trouvent toujours en notre injection Villaret un remède certain contre les fleurs blanches, et infaillible pour la conservation de la santé, que ces pertes ne peuvent jamais entretenir.

Que l'impéritie et l'ignorance nous prouvent le contraire, et alors sans amour-propre nous ne craindrons pas de nous ranger de leur côté. Mais jusqu'àlors il nous sera permis de leur dire que notre règle de conduite ne sera basée que sur notre expérience, et l'observation des malades, et non sur leur errement et leurs vaine susceptibilité; qu'ils nous prouvent au reste que nos guérisons ne sont ni sures ni stables, et nous changerons de manière de voir. Mais il n'en sera pas ainsi pour le bonheur de nos malades, et pour l'efficacité de notre injection, que la prevention et la jalousie ne sauraient rendre moins utile et moins curable.

LETTRE

Insérée dans les Jonrnaux de Séville, par les Médecins de

Cordoue, en faveur du Docteur Hippolyte de Villaret.

Comunicado. — Sr Editor del Diario de Sévilla.

Permìtanos Ud. á los licenciados abajo firmados, de emplear la voz de su estimable Diario para el bien de la humanidad, y hacer justicia á un profesor Françés, como pocos aparecen en España.

El doctor Don Hipólyto de Villaret, se ha presentado en esta ciudad de tránsito en su viage por España; hemos tenido ocasion de conorcele, tratale, observar su práctica particular y maestria en sus operaciones ; y nos creémos en el grato deber de hacer un justo elogio de sustalentos en médicina y de los adelantos que ha hecho en el tratamiento de algunas enfermedades, por desgracia bien comunes. Los medios esploradores y activos que emplea en las afecciones del aparato genito-urinario, particularmènt en el bello secso ; las modificaciones é invencion que ha hecho en los instrumentos de que se vale para conseguirlo, dán una nueva luz á la medicina, y arrancarán muchas victimas á la disgracia y á la muerte. Padecimientos del útero, que quitendo la lozania, impidiendo goces, sometieudo á duras

TRADUCTION

De la lettre des Médecins de Cordoue, en faveur du
Docteur Hippolyte de Villaret.

Communiqué. — M. l'Editeur du journal de Séville.

Nous soussignés, licenciés en médecine, vous prions de nous permettre d'employer la voix de votre estimable journal, pour le bien de l'humanité, et pour rendre en même temps hommage et justice à un professeur français, d'un talent, comme l'on en voit peu en Espagne.

Le docteur M. Hippolyte de Villaret, se présenta dans cette ville de passage en Espagne. Nous eûmes à cette occasion la satisfaction de le connaître, de le fréquenter et d'observer sa pratique particulière, et son habileté dans ses opérations. Nous croyons dans notre devoir de gratitude et de reconnaissance, de faire un juste éloge de son talent en médecine, ainsi que des progrès qu'il a fait faire à la science, dans les traitemens de quelques maladies, malheureusement bien communes. Les moyens explorateurs et actifs dont il se sert dans les affections de l'appareil génito-urinaire, surtout chez le beau sexe, les inventions et modifications qu'il a faites dans les instrumens qu'il emploie pour parvenir à une guérison radicale, feront

privaciones, han hecho arrastrar una vida misérable termi-
nada por un desastroso fin, sin que á impedirlo hayan bas-
tado tratamientos generales; por medios locales, sencillos
y directos, en que consiste su método, pueden evitarse en
su origen, detenerse en su marcha y aun curarse en su
apogeo, si se llega felizemente antes de la destruccion ge-
neral del Organo. Debemos añadir que los sentimientos
filantropicos que animan á dicho Señor de Villaret, le ha-
sen merecedor de elogio aun por este concepto, pues que no
rehusa ejercer su práitica á la vista de los profesores, pro-
pagando asi una doctrina tan bénéficiosa à la humanidad.

Cordoba, 3 de Octubre 1844.

Antonio de LUNA, — Rafael CEBALLOS, — José
BARBUDO.

briller la médecine d'un nouvel éclat , et soustrairont d'innombrables victimes à une mort malheureusement inévitable. Les souffrances de la matrice qui détruisant la gaieté , anéantissant toutes les jouissances de la vie , en soumettant à des privations pénibles , font traîner une existence triste et misérable, terminée d'une manière entièrement funeste , sans que pour l'empêcher aient suffi les traitemens généraux. Les moyens locaux , simples et directs, en quoi consiste sa méthode, peuvent éviter ces maux dans leur origine , les arrêter dans leur marche, et même les guérir radicalement, si l'on arrive heureusement avant la destruction totale de l'organe. Nous devons ajouter en outre que les sentimens philanthropiques , et le désintéressement qui animent le Docteur Villaret , lui font mériter nos plus grands éloges ; attendu qu'il ne refuse jamais d'exercer sa pratique à la vue des autres professeurs, propageant ainsi une doctrine si utile à l'humanité.

LETTRE

Insérée dans le journal l'Impartial de Barcelone, le 12 juillet 1844, a la suite de deux opérations à l'Utérus, chez une demoiselle entièrement abandonnée des médecins. (GUÉRISON COMPLÈTE ET RADICALE).

Communiqué. — Un ami de M. le docteur Hippolyte de Villaret, reconnaissant des bons offices de ce Monsieur, nous demande l'insertion de la lettre suivante.

M. Hippolyte de Villaret, mon très estimable ami: l'heure terrible de notre séparation s'approche, et mon âme reconnaissante des bienfaits que m'a dispensés votre main prodigue, a plus de pouvoir que ce que je puis exprimer en paroles; s'il existe mon aimable fille, M. B. je le dois non seulement à vos grandes connaissances théoriques et pratiques en chirurgie, mais encore a votre naturel désinteressement, à votre philanthropie. La mémoire de l'homme qui sut restituer la vie, la santé, la gaieté, la vigueur, par le moyen de deux opérations aussi difficiles que périlleuses, exécutées avec une perfection exemplaire, à une jeune personne, abandonnée de tous les médecins a vingt ans, non accomplis de son âge, sans être stimulé par autre chose que par le doux plaisir de faire le bien, et de consoler une famille désolée, vit et vivra gravée dans notre reconnaissance, et les souvenirs indélébiles de vos éminentes qualités physiques et morales, nous accompagneront jusqu'au sépulcre. Nos vœux seront toujours des plus ardents pour votre félicité. Nous vous désirons un heureux voyage, et quelle que soit la distance qui nous sépare; je vous supplie pour dernière faveur de me compter dans le nombre de vos plus affectueux serviteurs, et votre reconnaissant et invariable ami.

Q. B. S. M.   P. de B.

LETTRE

*De plusieurs médecins de Madrid, insérée dans les jour-
naux de cette capitale, en faveur du docteur Hippolyte
de Villaret.*

Nous ne pouvons moins faire que de manifester au
public combien justes et mérités sont les éloges que les
journaux de Barcelone ont faits des opérations et des cures
que le savant professeur M. le docteur Hippolyte de
Villaret à pratiquées dans ladite ville. Nous autres, pour
notre part, désirant rendre hommage à la vérité et au
mérite que l'on doit au dit Docteur, Nous dirons que nous
avons été témoins de trois opérations de cataracte et autres,
qu'il a pratiquées durant le temps qu'il a résidé dans cette
capitale, qui toutes ont été couronnées du plus heureux
résultat, admirant sa méthode particulière pour la dexté-
rité et la perfection. Nous avons aussi été témoins ocu-
laires d'un grand nombre de remercimens, que beaucoup
de dames lui ont adressés, pour les avoir guéries en peu de
jours des fleurs blanches et autres maladies de matrice
qui les désespéraient. Il n'est pas étonnant que ce professeur possède une telle perfection dans le traitement de
ces affections, attendu que depuis longues années, il s'est
adonné spécialement à l'étude des maladies *Génito-
Urinaires*, fleurs blanches, ulcères de la matrice et autres de ces organes, qu'il traite avec une efficacité sur-
prenante.

Nous donnons cette manifestation au public, afin qu'on
ne se hazarde pas toujours à juger comme nous l'avons
fait nous mêmes cette fois, en osant douter de son savoir, et ne lui rendant pas la justice que mérite son grand
talent et science.

LETTRE

De Monseigneur l'Evêque de Ténériffe, adressée au Docteur Hippolyte de Villaret.

J'ai su que vous étiez au moment de quitter ces Iles. Les habiles opérations que vous y avez exécutées, et surtout avec un succès si heureux, qu'elles rappelleront toujours à ses habitants, la perte qu'ils font d'un médecin intelligent, et doué des plus grandes connaissances. Pour ce qui me concerne, je dois vous dire que celles que vous avez pratiquées à mon bénéfice et qui ont été couronnées du meilleur résultat, me feront regretter de n'avoir eu la satisfaction de vous avoir connu plus tôt. Les cures que vous avez faites ici sont la preuve la plus convaincante de ce que votre science dans l'art médical ne cède en rien à celle des plus savans professeurs, qui vous ont initié dans votre utile faculté ; ajoutant qu'à ce grand mérite vous joignez celui d'une conduite aussi philanthropique qu'appréciable ; conduite qui vous à valu l'estime générale et plus particulièrement la mienne.

Je vous désire, dans quelque situation que vous vous trouviez, tout le bonheur possible, et vous pouvez être sûr du souvenir toujours reconnaissant que je vous conserverai pour vos services et vos rares connaissances.

LOUIS, Evêque de Ténériffe.

L'original de cette lettre est certifié par le secrétaire particulier de Monseigneur, et l'égalisé par M. le consul de France.

LETTRE

Du médecin principal des Iles Canaries, à M. le Docteur Hippolyte de Villaret.

Sainte-Croix de Ténériffe, ce 16 février 1837.

Très estimable Monsieur et ami , je n'ai pu voir avec indifférence , dans le journal de cette capitale , l'approche de votre départ pour des régions éloignées. Votre absence sur ce sol va être très sensible à ses habitans qui manquant de professeurs , qui exercent avec votre perfection la chirurgie , et qui comme vous traitent d'une manière aussi efficace , les maladies *Génito-Urinaires* chez les femmes , resteront orphelins dans cette partie , et contraints de se servir dans ces maladies de la pratique de quelques empiriques qui dans mille occasions causeront non seulement de grandes douleurs , mais plus de préjudices que de bons effets.

Les différentes opérations que vous avez pratiquées , ainsi que les nombreuses cures que vous avez terminées dans les provinces , comme dans cette capitale , l'heureux résultat qui les a toutes accompagnées , les profondes connaissances que vous avez développées en elles , etc. le tout joint a vos qualités physiques et morales, dignes de l'estime universelle laisseront un souvenir éternel qui immortalisera votre mémoire.

Pour ma part, comme médecin chirurgien , témoin oculaire que j'ai été de la majeure partie des dites cures et opérations, dans l'intérieur de ma famille, parents et en dehors, je ne puis moins faire que de vous accorder ces éloges que vous avez si justement mérités, éloignés entièrement de toute espèce d'adulation et de flatterie, et fruit seul de l'entière conviction de votre habileté et de la profondeur de vos connaissances.

M. le D^{tr}. Hippolyte de Villaret doit être sûr que, pour si éloigné qu'il soit de cet hémisphère, mes vœux les plus purs le suivront partout pour sa félicité, certain en même temps qu'il conservera dans les rochers Canaries, un constant admirateur de son vrai mérite et qui sera toujours son véritable serviteur et ami.

Q. B S. M.

D^{or}. Pedro José Dias.

L'original de cette lettre est l'égalisé par M. le consul de France.

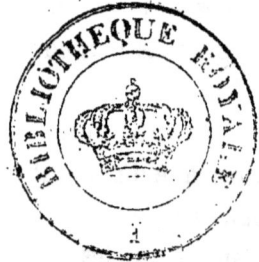

Toulouse, Typographie de Lagarrigue, rue des Balances, 47.

CONSIDÉRATIONS PRATIQUES

SUR

LE DIAGNOSTIC ET LE TRAITEMENT

DE L'AMÉNORRHÉE

ET DE

LA LEUCORRHÉE

OU

FLUEURS BLANCHES.

Le diagnostic de l'aménorrhée serait toujours facile, s'il consistait uniquement à savoir si l'apparition du flux menstruel est retardée, interrompue ou notablement diminuée; mais le médecin a besoin de porter toute son attention sur les causes nombreuses qui la déterminent et les circonstances variées qui l'accompagnent; il doit s'assurer, enfin, si l'aménorrhée est une maladie réelle, ou si elle tient à un état de grossesse.

La suppression des règles qui résulte d'un état de grossesse se reconnaîtra sans doute aux signes qui caractérisent cet état; mais, pendant les premiers mois, ces signes sont à peu près nuls; en sorte que, pour les esprits même les plus sages, pour les praticiens les plus habiles, il est extrêmement difficile et même impossible de déterminer

3

d'une manière certaine si l'absence des règles est
ou n'est pas le résultat d'une gestation commen-
çante ; aussi, lorsqu'un médecin est consulté pour
une aménorrhée, il doit mettre toutes ses facultés
en éveil pour discerner la vérité du mensonge ; une
malade intéressante par sa position, d'une créature
vile qui veut cacher une faute par un crime. On ne
saurait donc se tenir trop en garde contre les piéges
que trop de misérables créatures tendent à la bonne
foi du médecin, et, quels que soient les dérangements dont elles se plaignent, il faut agir avec beaucoup de prudence et de discernement.

Si les accidents qui accompagnent l'aménorrhée
donnent raison de penser qu'elle se lie à un état
pathologique, il faut savoir si elle est essentielle ;
et c'est, comme l'a très bien dit M. le professeur
Dubois, mon estimable et honorable maître dans
l'exercice de la médecine, une des questions qui
exigent le plus de prudence et de sagacité.

Au reste, l'aménorrhée est caractérisée par la suspension graduelle ou subite de l'écoulement menstruel, et accompagnée du trouble de toutes les
fonctions.

Une sensation de chaleur, de pesanteur et de
douleur dans les régions hypogastriques et lombai-
res, des tranchées utérines, le gonflement du ventre
et des mamelles, la perte de l'appétit, des dégoûts,
des nausées, des vomissements, de la céphalalgie,
des tintements d'oreilles, de l'oppression, des palpitations fréquentes, pâleur jaunâtre, quelquefois
verdâtre, lèvres décolorées, paupières livides et

tuméfiées après le sommeil, regard triste, pâleur de
la conjonctive, lassitudes spontanées; tout exercice
est une fatigue; les malades sont abattues, et lais-
sent échapper des larmes involontaires; la respiration est gênée, surtout si la malade monte un escalier; le soir, œdème des extrémités inférieures,
palpitations continuelles et simulant une maladie
du cœur, battements plus forts dans les artères
cervicales, bruit de soufflet diffus, une sorte de
roucoulement; enfin, c'est parfois un bruit particulier qu'on a nommé *bruit de diable*, par analogie
au ronflement produit par le jouet d'enfant qui
porte le même nom.

A chaque période menstruelle, les accidents
s'exaspèrent, et si rien n'arrête le cours de la maladie, il survient une céphalalgie habituelle, les
symptômes font encore des progrès, et une fièvre
hectique conduit la malade au tombeau.

L'éruption des règles est parfois accompagnée
d'un état d'anémie ou de diminution dans la pro-
portion du sang des vaisseaux sanguins, d'un plus
grand développement de celui des lymphatiques;
d'un état de ramollissement, de débilitation du
système fibrillaire; d'un collapsus, d'une diminution d'action des systèmes cérébral et nerveux, de
paralysies dépendantes d'une lésion de ces systèmes; de la décoloration de la peau, et de tous les
phénomènes dont l'ensemble constitue la chlorose
ou les pâles couleurs.

La chlorotique, triste, languissante, semble devenue indifférente à tout ce qu'elle éprouve. Une

aversion extrême pour le mouvement accompagne
cette sorte de torpeur morale : la marche devient
pour ses membres engourdis un exercice pénible ;
une pâleur uniforme couvre son visage, qui offre
quelquefois de la bouffissure ; un cercle livide se
dessine sur les yeux qui ont perdu tout leur éclat ;
il n'y a point d'appétit. La malade ne peut monter
sans éprouver des palpitations et de l'essoufflement.

Les règles se suppriment graduellement ou d'une
manière subite. Quelquefois elles reparaissent peu
de jours après leur suppression, ou à leur époque
ordinaire, sans qu'il en résulte aucun inconvénient.
Le plus souvent il survient des accidents nombreux ;
ce sont ceux d'une congestion, d'une excitation
cérébrale ; les phénomènes nerveux les plus variés ;
des troubles sympathiques des fonctions digestives.
La malade ne peut prendre aucun aliment, même
les boissons les plus douces, sans éprouver des
nausées, des vomissements ; le ventre se tend, ac-
quiert du volume ; on y sent divers mouvements.

L'aménorrhée donne aussi lieu à des maladies
graves, et augmente de beaucoup l'intensité de celles
qui existent.

Une dame, d'une constitution forte, avait vu ses
règles se supprimer le premier jour de leur écoulement, à la suite d'une violente contrariété. Il en
était résulté une congestion cérébrale marquée. La
figure était rouge, animée, la tête douloureuse, la
respiration pénible. La malade étouffait, et se trou-
vait hors d'état d'exécuter le moindre mouvement.
Les bras étaient roides, tendus et gonflés comme

dans un rhumatisme aigu ; la peau était brûlante , le pouls petit, fréquent et irrégulier.

On jugea que la suppression des règles contribuait beaucoup à aggraver l'état de la malade ; on chercha à suppléer leur écoulement par une évacuation sanguine, à calmer l'irritation cérébrale , et à opérer une révulsion utile vers l'utérus. On prescrivit l'application de huit sangsues aux parties sexuelles , des bains de pieds sinapisés, et des boissons mucilagineuses et calmantes. Ces moyens réussirent au-delà de toute espérance. Cette femme suivit un régime propre à donner de l'activité à ses menstrues , qui n'étaient pas habituellement assez abondantes, et elle n'a éprouvé depuis aucun accident de ce genre.

Quelquefois les règles sont suppléées par des écoulements utérins de matière muqueuse , continue ou même périodique.

Une jeune personne , âgée de vingt-quatre ans , d'une constitution forte, n'avait jamais eu ses règles ; mais elles étaient remplacées tous les mois par l'excrétion d'une certaine quantité de matières muqueuses blanches , opaques , de quatre ou cinq jours de durée , laquelle n'était accompagnée d'aucune incommodité, et paraissait très bien suppléer les règles.

Celles-ci sont aussi remplacées souvent par des évacuations sanguines , de même continues ou périodiques , dans quelques autres organes , et qu'on appelle déviations ; ainsi on les a vues remplacées par des écoulements de sang au front , au grand angle de l'œil , aux extrémités des doigts.

Le traitement de l'aménorrhée doit être varié comme les causes qui peuvent la produire, et toujours en rapport avec la constitution et le tempérament des malades. Un médecin sera consulté pour une aménorrhée, quelle sera sa conduite? Emploiera-t-il, par exemple, les excitants, les toniques dans tous les cas, sans autre considération que l'absence des règles? Mais, pour un cas où il réussirait, dans vingt autres il ferait beaucoup de mal; ce qui convient à une femme forte, pléthorique, serait nuisible à une autre jouissant d'une santé faible et débile : il importe, avant tout, de bien poser les indications pour agir en conséquence.

Le médecin praticien cherchera d'abord à étudier avec soin la constitution de la malade : est-elle faible, à tempérament lymphatique, à tissus flasques et mous, le but qu'il doit se proposer sera de fortifier la constitution, d'accroître la vitalité de la malade, de provoquer le flux menstruel par des moyens généraux destinés à modifier son économie tout entière et par des excitants locaux qui appelleront le sang vers les organes du bassin, et de plus en soumettant la malade à un régime très nourrissant.

Une habitation sèche, bien aérée, un air sec et vif, l'exercice en plein air et au soleil, sont de puissants auxiliaires; c'est dans ce cas aussi qu'on emploie avec avantage les toniques, les amers, et surtout les ferrugineux seuls ou associés à la cannelle, au safran.

Les ferrugineux, qui jusqu'alors ont donné des résultats plus certains, sont le sous-carbonate de fer (safran de mars apéritif) et l'oxide noir (éthiops martial), administrés depuis la dose de six à dix grains jusqu'à un demi-gros ou un gros, donnés trois fois par jour.

Si, au lieu d'avoir une santé faible, la malade est forte, pléthorique, que des douleurs dans les lombes, des pesanteurs, des tiraillements dans le bassin décèlent une congestion utérine, le traitement antérieur serait très nuisible : ici la nature est très active, le médecin soumettra la malade à un régime végétal et moins abondant que de coutume, à un exercice modéré pour ne pas trop exciter ; enfin, à l'approche et à l'époque menstruelle, de petites saignées du bras d'une à deux palettes, suivant les forces de la femme, pourront être suivies d'heureux résultats ; une, deux ou trois applications de six ou de huit sangsues au haut des cuisses ou à la vulve. Je dois faire remarquer que, pendant les premiers mois qui suivent la suspension du flux menstruel, la nature conserve sa tendance à le produire, ce qui est marqué par la présence des phénomènes qui annoncent l'approche de la période menstruelle, et par l'exaspération des symptômes locaux et généraux qui se sont développés après cette suspension.

Il résulte de cette observation, que c'est à l'approche et à l'époque des périodes menstruelles que l'on doit surtout employer les moyens propres à exciter le mouvement fluxionnaire qui doit ramener l'écoulement des menstrues ; en agissant alors de concert avec la nature, le médecin favorise ses tendances salutaires et prend une part active au retour des règles, en appliquant à l'instant opportun le remède convenable.

Cette considération paraît avoir eu une heureuse influence dans les cas suivants :

1° En octobre 1835, je fus chargé de donner des soins à une jeune personne âgée de dix-sept ans, pour un engorgement glandulaire qu'elle portait au sein gauche depuis trois mois, et dont l'apparition avait coïncidé avec une suppression des règles : depuis ce moment celles-ci n'avaient pas reparu ; mais, à chaque époque menstruelle, l'engorgement glandulaire avait augmenté de volume et avait fait éprouver à la malade des douleurs aiguës et même lancinantes ; des sangsues furent appliquées à plusieurs reprises à la vulve, avec des bains de siége et des pédiluves sinapisés, dans le but de favoriser l'écoulement menstruel, mais toujours en vain ; ce ne fut qu'au second retour périodique, au jour même où l'écoulement aurait dû avoir lieu, que l'emploi de semblables moyens détermina un écoulement qui dura six jours, et qui fit disparaître l'engorgement du sein ; depuis ce moment, cette jeune personne jouit d'une bonne santé, et voit régulièrement ses règles tous les mois.

2° Une dame âgée de vingt-huit ans, veuve depuis dix-sept mois, n'ayant jamais eu d'enfant, à la suite d'une suppression menstruelle qui datait de la perte de son mari, éprouvait des lassitudes, de la gêne de la respiration, qui était surtout difficile lorsqu'elle montait un escalier, une grande diminution de l'appétit, des nausées et des vomissements. Elle avait de fréquentes palpitations, des battements violents dans la région du cœur et des artères carotides ; elle offrait de plus une pâleur d'un jaune verdâtre, de la bouffissure à la face, de la blancheur aux paupières, surtout aux conjonctives ; flaccidité des chairs, œdématie des pieds : l'oreille, appliquée sur le point correspondant aux artères carotides, distinguait cette sorte de roucoulement qui a été comparé par M. Bouillaud au bruit que produit l'agitation de ce jouet d'enfant, connu vulgairement sous le nom de *diable* ; ce bruit disparaissait aussitôt qu'on exerçait une pression à la partie supérieure des carotides, de manière à intercepter le cours du sang. Après neuf jours de traitement, dans lequel le sous-carbonate de fer fut administré à la dose d'un gros par jour, soit en pilules, soit en poudre, un mieux sensible se manifesta ; le système cutané reprit une légère teinte rosée, principalement à la face ; les yeux reprirent aussi l'éclat qu'ils avaient perdu ; la bouffissure de la face, l'œdématie des pieds diminuèrent peu à peu, les chairs reprirent de la consistance, mais l'appétit resta presque nul ; les mouvements du cœur conservèrent leur force et leur fréquence, la gêne de la respiration, qui avait diminué dans le commencement du traitement, devint de plus en plus forte, jusqu'au moment où les règles prirent un cours libre et régulier, et cet écoulement fut obtenu en appliquant un petit nombre de sangsues au haut des cuisses durant les trois époques où il aurait dû avoir lieu naturellement.

3º Une dame âgée de vingt-quatre ans, habitant

le faubourg Saint-Honoré , à la suite d'une suppression des règles qui durait depuis quatre mois, et
pour laquelle cette dame n'avait réclamé aucun
secours , parce qu'elle se croyait enceinte , éprouve
des palpitations , de la gêne de la respiration , avec
céphalalgie , vertiges et éblouissements ; la face devient rouge , bouffie ; les battements du cœur se
font entendre avec une impulsion forte ; bruit de
soufflet et de râpe à toute la région précordiale et
sur le trajet des carotides ; le pouls est fort irrégulier et vibrant.

En raison de l'intensité toujours croissante des
symptômes , le pronostic devenait de plus en plus
défavorable ; cependant bien que l'auscultation me
fournît des signes à peu près certains d'une affection organique du cœur, l'absence de toute hydro-
pisie me faisant espérer que cet ensemble de symptômes , au lieu d'appartenir à une hypertrophie du
cœur , pourrait dépendre d'un état pléthorique,
occasionné par la suppression menstruelle , qui durait depuis quatre mois , et serait complétement
dissipé par le retour des règles, j'ai cru devoir pra-
tiquer deux petites saignées du bras, et appliquer
un petit nombre de sangsues aux parties sexuelles
avant et pendant l'époque menstruelle ; les règles
ne tardèrent pas à se montrer, et tout rentra dans
l'ordre.

Ces deux dernières observations, en attestant
l'heureuse influence de l'opportunité dans le traitement de l'aménorrhée, font ressortir de plus en
plus cette grande vérité proclamée par M. le pro-

fesseur Andral, lorsqu'il dit qu'il est des cas où l'auscultation fournit des signes qui peuvent contribuer
à éclairer puissamment le diagnostic; toutefois,
pour que ces signes aient une valeur réelle, il faut
qu'ils soient durables, et que de plus ils soient joints
à d'autres.

Quant à ce défaut d'énergie cérébrale, à cette
prépondérance du système lymphatique, à cette
décoloration de la peau, à cet état maladif de la
constitution, qui caractérisent si bien la chlorose,
il faut, pour les combattre, recourir aux moyens
fournis par l'hygiène et aux agents thérapeuti-
ques; ainsi, lorsqu'une jeune personne, d'une organisation peu excitable, offrira cette froide indifférence et l'ensemble des phénomènes morbides
qui indiquent un état chlorotique, on devra saisir
avec soin toutes les occasions d'exciter ou d'éveiller
en elle de douces émotions et de tendres sentiments:
aux occupations sérieuses on substituera la culture
de la musique, de la peinture et de la poésie; on
devra soigneusement éloigner d'elle toute cause de
morosité ou de mécontentement, et lui procurer
tous les moyens d'une joyeuse et bruyante distrac-
tion, promenades, réunions agréables, bals, etc.

Les chlorotiques devront habiter dans des lieux
secs et élevés; respirer un air pur et vif, se couvrir
de vêtements légers, mais chauds; faire usage de
frictions avec des flanelles chaudes ou imbibées
d'infusions aromatiques; les bains d'eau de rivière,
ceux de mer ou d'eau minérales sont aussi des ressources précieuses dans le traitement de la chlorose.

Elles feront usage des aliments qui contiennent beaucoup de substances nutritives, comme les viandes de bœuf, de gibier, les gelées animales, l'usage d'un vin généreux pris en petite quantité.

Si les ressources de la pharmacie sont devenues nécessaires, on pourra choisir les remèdes dans la classe des toniques et des amers ; la tisane de petite centaurée, le suc de cresson, le vin d'absinthe ; mais il n'est pas de substance plus appropriée à la chlorose que le fer et ses préparations : le vin chalybé, les teintures de mars, le safran de mars apéritif, le sous-carbonate, le sulfate de fer, les eaux ferrugineuses obtiennent chaque jour de très bons résultats.

Leucorrhée ou Flueurs blanches.

Si, dans un grand nombre de cas, l'écoulement muqueux de l'utérus ou du vagin est dû à une phlegmasie aiguë ou chronique de la membrane qui les tapisse, tous les médecins praticiens ont pu observer que, dans des circonstances très fréquentes, la leucorrhée n'est que le produit d'une sécrétion ou excrétion morbide, atonique, passive, absolument indépendante de toute inflammation, mais qui paraît tenir à une disposition particulière de l'organisation, ou être le résultat des causes qui ont agi insensiblement et d'une manière permanente sur la constitution individuelle.

Cette considération, fondée sur la simple observation d'un grand nombre de faits, me paraît d'une haute importance dans le diagnostic et le traitement

de la leucorrhée ; car si , comme cela est très évi-
dent, cette espèce de leucorrhée , que l'on peut
appeler constitutionnelle , est très fréquente , et
peut fournir des indications utiles ou d'heureuses
modifications au traitement , qui est l'objet essentiel de toute maladie, quoi de plus important pour
le médecin que de bien la distinguer de celle qui
est accidentelle?

Cette distinction est sans doute difficile, et même
presque impossible dans un grand nombre de cas ;
je pense toutefois que la leucorrhée constitutionnelle a des signes caractéristiques et dont l'exposi-
tion est le meilleur moyen de la faire distinguer.

Presque toujours , quand on observe avec attention des femmes atteintes de leucorrhée constitutionnelle, on remarque un relâchement des organes
qui en sont le siége: l'utérus relâché fait saillie dans
le vagin , et son orifice est béant , flasque et plus
volumineux que dans l'état naturel ; on trouve aussi
l'état général parfaitement en harmonie avec cet
affaiblissement local. On observe des tiraillements,
des pesanteurs dans l'estomac, et quelquefois même
des vomissements ; la pâleur de la face, la flaccidité
des chairs , la maigreur générale , de la faiblesse au
moindre exercice , l'extrême sensibilité à l'impres-
sion du froid , la tristesse habituelle , l'œdématie
des membres inférieurs , des pesanteurs , des lour-
deurs de tête , des éblouissements, des syncopes , la
petitesse du pouls , la gêne de la respiration , la sé-
cheresse et la froideur de la peau. Il s'écoule par la
vulve un fluide muqueux presque toujours abon-

dant. Ce fluide est d'abord clair , transparent et d'une odeur fade ; bientôt après il perd de sa transparence, revêt plus de consistance, et il devient quelquefois opaque , jaunâtre, verdâtre , noirâtre ; mais il conserve toujours une odeur fade et nauséabonde, et souvent cet écoulement est si considérable , que la vulve en est baignée, et que les malades sont obligées de se garnir comme à l'époque des menstrues.

La leucorrhée constitutionnelle étant le triste héritage d'une constitution faible, il convient avant tout de soustraire les personnes qui en sont atteintes aux influences affaiblissantes de l'humidité et de la chaleur réunies, de les placer dans des habitations saines et bien exposées , de les fortifier par une vie active et un exercice proportionné à leurs forces , de recourir enfin à l'usage sagement combiné des moyens propres à donner au système circulatoire et à l'appareil locomoteur le degré d'énergie qui leur manque.

L'administration de quelques toniques, comme les eaux ferrugineuses , les décoctions amères de gentiane, de quinquina , d'absinthe et les extraits de ces mêmes plantes, des frictions sèches pratiquées chaque jour sur tout le corps , des douches ascendantes avec les eaux minérales appropriées , la flanelle sur la peau, les bains froids, les bains de mer, un régime nutritif et fortifiant, tel que des viandes de boucherie rôties, des végétaux amers , du vin , tels sont les moyens que l'expérience m'a fait reconnaître comme les plus utiles pour dissiper les flueurs blanches constitutionnelles, et donner aux personnes qui en sont affectées une bonne constitution.

Quant à l'écoulement abondant et opiniâtre dont la muqueuse utéro-vaginale est le siége, à ces douleurs d'estomac, à ces courbatures, à cette teinte jaune pâle, chlorotique, si communes chez les femmes leucorrhéiques, il faut, pour les combattre, recourir aux injections astringentes faites avec la décoction de plus en plus chargée de roses de Provins ou d'écorce de grenadier, ou avec une solution légère d'alun ou de sulfate de zinc, auxquelles on ajoute une certaine quantité de laudanum; aux ferrugineux, et en particulier au sulfate de fer uni au sous-carbonate de potasse, aux sirops amers, et principalement au vin tonique médicamenteux, que nous avons formulé, et que nous avons toujours administré avec succès à la dose de deux onces matin et soir.

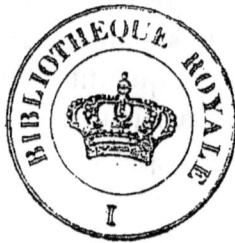